临床护士职业礼仪手册

主 审　李环廷

主 编　魏丽丽　黄　霞　祝　凯

科学出版社

北京

内 容 简 介

本书共分六章，内容包括护士素质基本要求、护士仪容仪表规范礼仪、护士行为规范礼仪、护士语言规范礼仪、护士工作规范礼仪、重大活动礼仪等方面。重点用实例图的形式阐述护士的仪容仪表、行为礼仪规范、不同场景的临床案例，职业礼仪应遵循的准则，融知识性、实践性和可操作性为一体。本书内容全面，礼仪规范，适合临床各级护士学习和培训，以及各级医院新护士岗前培训考核参考。

图书在版编目（CIP）数据

临床护士职业礼仪手册/魏丽丽，黄霞，祝凯主编.—北京：科学出版社，2019.3
　　ISBN 978-7-03-060606-8

Ⅰ.①临… Ⅱ.①魏… ②黄… ③祝… Ⅲ.①护士-礼仪-手册 Ⅳ.①R192.6-62

中国版本图书馆CIP数据核字（2019）第033492号

责任编辑：郝文娜 / 责任校对：郑金红
责任印制：赵　博 / 封面设计：吴朝洪

科 学 出 版 社 出版
北京东黄城根北街16号
邮政编码：100717
http://www.sciencep.com

三河市春园印刷有限公司印刷
*
2019年3月第 一 版　开本：787×1092　1/32
2020年1月第二次印刷　印张：2 3/4
字数：57 000
定价：29.00元
（如有印装质量问题，我社负责调换）

编者名单

主　审　李环廷

主　编　魏丽丽　黄　霞　祝　凯

副主编　那　娜　修　红　姜云霞　姜文彬

　　　　　周建蕊　单信芝

编　者（按姓氏笔画排序）

　　　　　于立敏　王　静（产科）　王静远

　　　　　安姝靖　那　娜　杨海朋　张　艳

　　　　　周　丹　周　静　周建蕊　单信芝

　　　　　柳国芳　修　红　姜云霞　姜文彬

　　　　　祝　凯　徐晓林　黄　霞　魏丽丽

前　言

  护士礼仪是护理专业行为规范的重要内容，是护理人员在整个护理过程中，所应遵循的礼节和仪容、仪表、仪态等多方面规范的良好形象，用以指导和协调护理行为。学习护士礼仪是培养护士良好素质和职业修养、树立医护专业形象的重要手段之一。随着医学模式的转变，护士礼仪不仅是医院文化建设的重要组成部分，而且在医疗技术服务中突显出越来越重要的作用，也越来越受到患者的关注。青岛大学附属医院护理部，在开展护士礼仪培训的实践中，注重护士在不同情景中礼仪的培训，总结了一套标准化、临床实用的礼仪培训经验，编写了《临床护士礼仪实用手册》。

  本书的内容特点：①普遍性和特殊性相结合，在基础社交礼仪的基础上，完善和拓展护士礼仪，体现了职业的特殊性；②文字与视图相结合，大量的图片增强了可视性，便于学习及应用；③理论性和实践性相结合，增加了不同场景的临床案例，便于读者进行探索式学习与体验。

  本书共有六章，包括护士礼仪概述、护士基础礼仪、护士工作礼仪、护士工作情景礼仪、重大活动礼仪、护士礼仪培训与考核管理制度。本书凝聚了我院多年来护士礼仪培训及实践经验，内容全面，适合临床各级护士学习和培训，可作为各级医院护士临床工作的参考或考核标准。在本书的编写过程中，我们参考了本行业国内专家、学者的相关研究成果，在此一并表示诚挚的感谢。

由于编者水平有限，存在的不足和需要改进之处，恳请专家、同行、广大医护同仁批评指正。

魏丽丽

青岛大学附属医院

2018 年 11 月 1 日

目　录

第一章 护士礼仪概述

一、概念

护士礼仪是一种职业礼仪，是护理人员在进行临床护理和健康服务过程中所遵循的行业标准。它是护士职业形象的重要组成部分，是护士素质、修养、行为、气质的综合反映。

二、护士礼仪特征

1. 规范性 护理人员必须遵守的行为规范，是对护理人员接人待物、律己敬人、行为举止等方面规定的模式或标准。

2. 强制性 护士礼仪的各项内容是基于法律、规章、制度、守则和原则的基础上，对护理人员具有一定的约束力和强制性。

3. 可行性 护士礼仪广泛运用于护理实践中，注重礼仪的有效性和可行性，应得到护理对象的认同和接受。

4. 综合性 护士礼仪作为一种专业文化，可体现护士的科学态度、人文精神和文化内涵，是护士综合素质的体现。

5. 适应性 护士对于不同的服务对象或不同文化的礼仪具有适应的能力。护士在工作中采取适应和尊重患者的信仰、文化、习俗，并在交流、接触、调整中相互融合。

三、护士礼仪作用

1. **有助于塑造护士个人形象**　护士的形象是护士在与服务对象相互接触的过程中形成的。护士用礼仪的标准规范自己的言行，有助于塑造良好的个人形象。

2. **有助于塑造职业形象**　护士礼仪是职业的要求，尊重自己的服务对象，讲究职业礼仪，将有助于提高医院在社会公众心目中的地位和声誉。

3. **有助于密切护患关系**　在接待患者时，护士端庄的仪表、规范的操作、文雅的举止、得体的语言会给患者留下美好印象，得到患者更多的配合和支持。

4. **有助于融洽医护关系**　医护之间一句问候、一个微笑、一句关切的话语，可以拉近彼此的距离，形成愉悦的工作环境，利于彼此的协作。

（姜云霞　周　丹）

第二章 护士基础礼仪

第一节 护士仪容仪表礼仪

护士仪容仪表礼仪是护理职业对护士外部形象的要求，包括护士的容貌、姿态、发型、个人卫生及服饰等。

一、护士仪容礼仪

（一）头面修饰

1. 面部仪容 面部仪容由面容、发式构成的外观容貌。整洁、干净的面部仪容是护士职业最基本的礼仪要求，见图2-1。

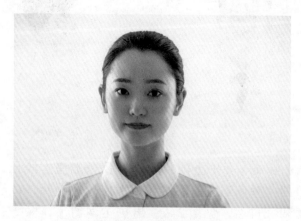

图 2-1 面部仪容

2. **头发** 护士的头发要清洁卫生，发型不过分时尚前卫。女护士长发需要盘发，发髻用发网或发卡固定好，头发前刘海不过眉，后不及领，侧不掩耳；短发者侧发勿超过耳下3cm，超过者也应盘起或使用网罩。男护士不留长发，注意头发前不附额，侧不掩耳，后不及领，见图2-2～图2-6。

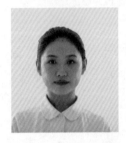 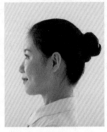 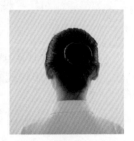

图2-2 头发（正面） 图2-3 头发（侧面） 图2-4 头发（后面）

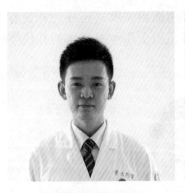 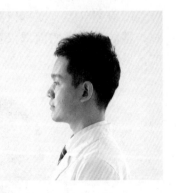

图2-5 头发（正面） 图2-6 头发（侧面）

3. **妆面** 女护士淡妆上岗，妆色端庄、淡雅。眉毛粗细、颜色适宜，不戴假睫毛或彩色美瞳，口红颜色柔和、自然，见图2-7。男护士勿留须，保持面容干净清洁。

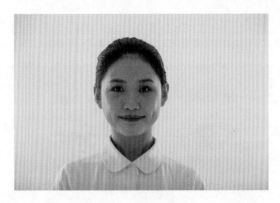

图 2-7　护士妆面

（二）面部表情

表情是人思想感情和内在情绪的外露，护士面部表情应体现自信、亲切、沉稳的特征，目光和微笑是构成表情的主要因素。

1. 目　光　目光是面部表情的核心，目光运用得当与否，直接影响护士意愿和情感的表达。

（1）注视部位：近距离或长时间沟通可以将患者的整个面部作为注视区域，避免长时间停留在一处；远距离沟通时，可将患者的全身作为注视点。一般情况下，头顶、胸部、裆部及腿部不宜作为注视点。

（2）注视时间：长短代表重视的程度。表示友好时，注视对方的时间应占全部相处时间的 1/3 以上；表示重视时，如听报告、请教问题或为患者进行入院评估时，注视对方的时间应占全部相处时间的 2/3 左右。目光注视时间不到全部相处时间的 1/3 时表示轻视或不感兴趣，不易赢得对方的信任。

（3）注视角度：接待患者或家属时可使用正视，以示尊重，与对方交谈时可使用平视，以示平等。在为患者进行各项护理操作时常用俯视，以示关心和爱护，见图2-8。

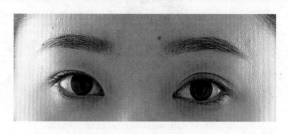

图2-8　目光

2. 微笑　微笑是人际交往中的润滑剂，微笑时不牵动鼻子，不发出声音，面部肌肉放松，双眉稍稍上扬，嘴角微微抿起，嘴唇略呈弧形，见图2-9和图2-10。

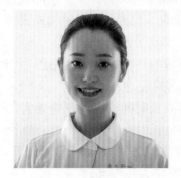

图2-9　护士微笑1

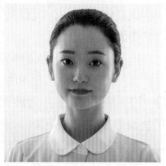

图2-10　护士微笑2

二、护士仪表礼仪

1. 护士帽　戴圆帽时，头发应全部放于帽内，帽子接缝置于脑后正中，边缘整齐，帽檐前不遮眉，后不露发际，见图2-11。

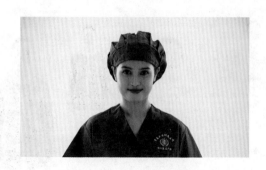

图 2-11 戴圆帽

2. 护士服 护士服是一种职业礼服，尺寸合适，袖长至腕为宜，保持清洁、平整。内穿衣不可外露于护士服外部；外穿衣有棉服和毛衣两种，根据需要，外出要穿医院统一发放的外穿衣，但外穿衣不可出入餐厅。护士服在色彩上不同科室有所差别，普通病房为象牙白色；急诊科为淡蓝色；重症医学科为淡绿色；产科、儿科为淡粉色，见图 2-12～图 2-14。

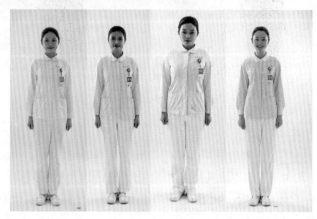

图 2-12 护士服

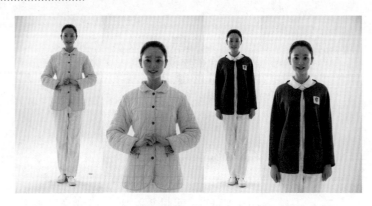

图 2-13　外穿衣

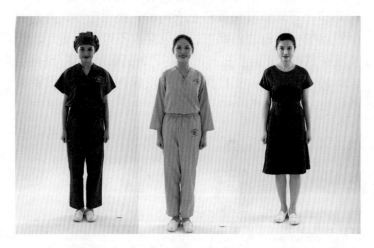

图 2-14　内穿衣

3. 口罩　口罩佩戴大小合适，按压上端塑形条使之紧贴于鼻梁根部，完全遮住口鼻，口罩带高低松紧适宜，见图 2-15～图 2-18。

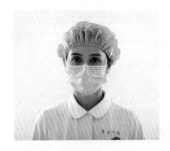
图 2-15　系带式口罩（正面）

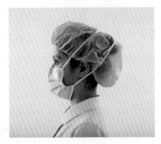
图 2-16　系带式口罩（侧面）

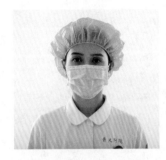
图 2-17　简易口罩（正面）

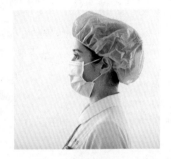
图 2-18　简易口罩（侧面）

4. 护士鞋、袜　护士鞋一般为白色或乳白色，平跟或坡跟，软底防滑，经常刷洗，保持干净整洁。袜子以肉色或浅色为宜，无破损，见图 2-19。

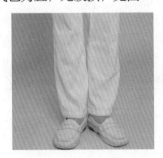
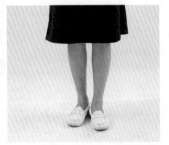

图 2-19　护士鞋、袜

5. **胸牌**　护士穿工作装时,应佩戴胸牌于左胸前(儿科护士在工作中考虑安全因素,必要时可放置于左侧口袋外)。佩戴时正面向外,外观干净,不可粘贴他物,见图2-20。

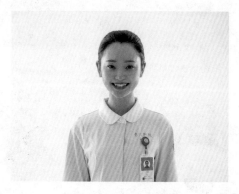

图 2-20　护士佩戴胸牌

（黄　霞　王　静）

第二节　护士行为礼仪

护士行为举止是指护士在护理活动中所表现的各种姿态,也称仪态。它是一种无声语言,在礼仪中被称作体态语言。护士行为礼仪主要包括站、行、坐、蹲等基本行为礼仪,以及推治疗车、端治疗盘和持病历夹等护理工作行为礼仪。

一、基本行为礼仪

（一）站姿

又称立姿,是一种静态的姿势。

1. **基本站姿** 适用于庄严隆重场合，如升国旗、接受奖励等。

（1）基本要求：身体与地面垂直，上身和头颈正直，双目平视，颔收肩平，双臂自然下垂，两腿并拢站直，肌肉略有收缩感，两脚尖分开约一拳距离，重心放在两脚正中，见图2-21和图2-22。

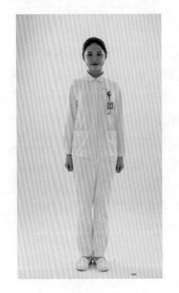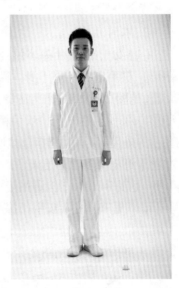

图2-21 基本站姿　　　　图2-22 基本站姿（男）

（2）常用站立脚位：①"V"字形。两脚跟并拢，脚尖分开约一拳距离，男女均可采用，见图2-23。②"丁"字形。一脚跟放于另一脚的内侧中点，两脚成90°角，可以左脚在前，也可右脚在前，多为女士采用，见图2-24。③平行型。双脚平行分开不超过肩宽，常为男士采用，见图2-25。

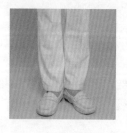 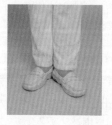 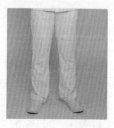

图 2-23　"V"字形　图 2-24　"丁"字形　图 2-25　平行型

2. 不同站姿

（1）女士站姿：①基本站姿。双脚呈"V"字形或呈"丁"字形，双手自然下垂于身体两侧，掌心向内，适用于同事交流，见图 2-26。②标准站姿。双脚呈"V"字形或呈"丁"字形，双手自然并拢，双手相握，被握手的指尖不能超出上手的外侧缘，双手拇指自然弯曲向内，交叉相握于小腹前。适用于迎送来宾、前台导医、科室大查房、早交班或会议服务，见图 2-27。③沟通站姿。双脚呈"V"字形或呈"丁"字形，双臂略弯曲，双手相握（或叠握，或双手四指相勾），手腕微微上扬，置于中腹部，高度平脐。适用于与人沟通、交流或主持活动，见图 2-28。

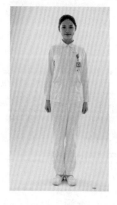 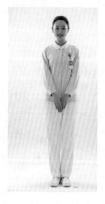 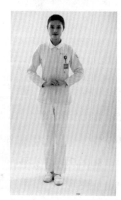

图 2-26　基本站姿　图 2-27　标准站姿　图 2-28　沟通站姿

（2）男士站姿：①男士站立时，双脚呈"V"字形，双手自然下垂于身体两侧。适用于同事交流，见图2-29。②双脚平行分开不超过肩宽，右手握住左手腕上方，自然贴于腹前。适用于科室大查房、早交班或会议服务等，见图2-30。③双脚平行分开不超过肩宽，右手握住左手腕上方，自然贴于臀部。适用于迎送来宾、前台导医或会议服务，见图2-31。

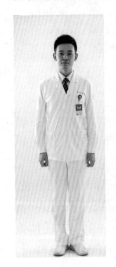 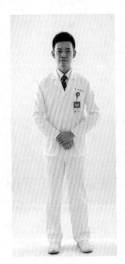 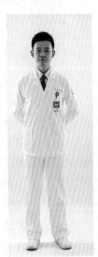

图 2-29　男士站姿 1　图 2-30　男士站姿 2　图 2-31　男士站姿 3

（二）行姿

也称走姿或步态，指人在行走的过程中形成的姿势。

1. **基本行姿**　行走时头正肩平，双目平视，挺胸收腹，腰背正直。双臂前后自然摆动，前摆约35°，后摆约15°，足尖向前，呈直线行走，步幅均匀，步态轻盈，见图2-32和图2-33。

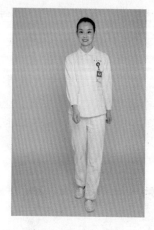 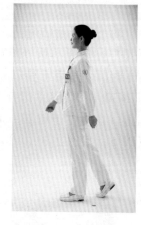

图 2-32 基本行姿（正面） 图 2-33 基本行姿（背面）

2. 不同场合的行走礼仪

（1）工作场合步幅不宜太大，但要求频率稍快，以体现效率与精神风貌。

（2）上下楼梯应遵循礼让、右行和快速的原则，与尊者、异性或客人一起下楼，要走在前面，以保护后面的人免出意外。

（3）出入电梯应遵循安全礼让，先下后上，方便他人的原则。与尊者、女士或客人一起同乘有人控制的电梯时，应后进先出；若同乘无人控制电梯时，应先进后出，主动控制电梯，为他人提供服务。乘坐扶梯时，遵循左行右立原则，方便他人行走。

（三）坐姿

坐姿是在就座和坐定之后所呈现出的姿势。

1. **基本坐姿**　坐姿包括就座和坐定后的姿势两部分。

（1）就座：入座时"左进左出"，臀部坐在椅面的 1/2 ～ 2/3，衣服抻平。动作轻缓，不拖拽椅子。

（2）坐定：入座后挺胸收腹，双肩平稳，上身微微前倾，双膝并拢，小腿略后收，双手互叠或互握，自然放于腹前或大腿上，见图 2–34。男士双膝可分开，双手可置于膝上（图 2–35）。

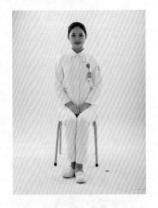

图 2–34 基本坐姿（女） 图 2–35 基本坐姿（男）

2. 常见的几种坐姿

（1）双腿交叉式：双腿交叉式适合女性。双膝并拢，双脚在踝部交叉。交叉后的双脚可以内收，也可以斜放，但不宜向前方远远直伸出去，见图 2–36 和图 2–37。

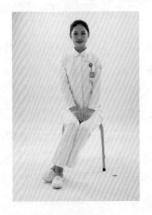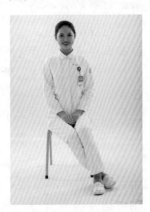

图 2–36 双腿交叉式（右） 图 2–37 双腿交叉式（左）

（2）双腿斜放式：适用于穿裙子的女性就座使用。双腿斜放于一侧，斜放后的腿部与地面成45°。双臂自然弯曲，双手叠放于大腿上，见图2-38和图2-39。

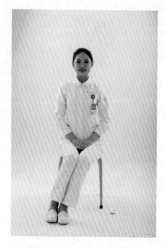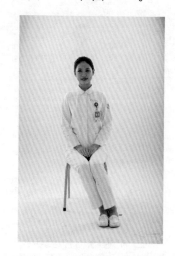

图2-38　双腿斜放式（右）　　图2-39　双腿斜放式（左）

（四）蹲姿

蹲姿是拿取低处物品或捡起落在地上物品时所采用的一种暂时性的体态。

1. **基本蹲姿**　下蹲时一脚在前，另一脚在后，头略低，上身挺直前倾，双膝并拢，两腿靠紧，臀部向下，见图2-40和图2-41。

2. **拾物蹲姿**　又称高低式蹲姿，是工作时常采用的一种蹲姿，男女均适用。其特征是双膝一高一低。下蹲时，一脚在前，一脚在后。一脚完全着地，小腿基本上垂直于地面；另一脚脚掌着地，脚跟提起。女性应靠紧两腿，男性则可适度将其分开。拾捡物品时，头略低，上身挺直前倾，目光注视物品，见图2-42。

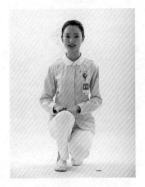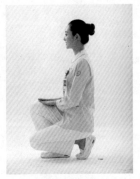

图 2-40　基本蹲姿（正面）　　图 2-41　基本蹲姿（侧面）

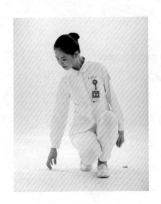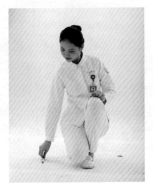

图 2-42　拾物蹲姿

二、护理工作行为礼仪

1. **推治疗车方法**　在站姿和行姿的基础上，护士位于车后无护栏侧，用双手扶住车缘两侧，双臂均匀用力，重心集中于前臂，把稳方向，躯干略向前倾，抬头，挺胸直背，步伐均匀，轻快平稳前进，停放时应稳定，勿使物品掉落，见图 2-43 和图 2-44。

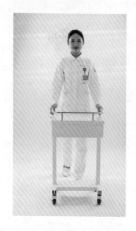 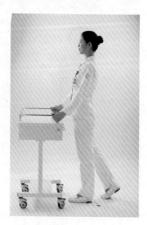

图 2-43　推治疗车（正面）　图 2-44　推治疗车（侧面）

2. 端治疗盘方法　在站姿或行姿的基础上，上臂贴近躯干腋中线，肘关节弯曲 90° 贴近躯干，四指或手掌托住两侧盘底，四指自然分开，拇指置于盘缘中部，盘缘距躯干 5～10cm，前臂同上臂及手一起用力。行走时保持治疗盘平稳，见图 2-45～图 2-47。

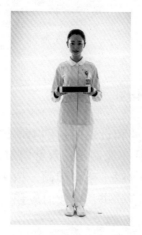 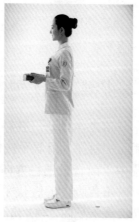

图 2-45　端治疗盘（正面）　图 2-46　端治疗盘（侧面）

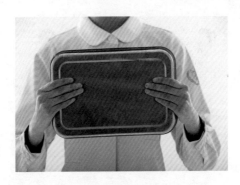

图 2-47　端治疗盘手法

3. 持病历夹方法

（1）站立及行走时持病历夹，肩部自然放松，上臂贴近躯干，病历夹正面向内，一手握住夹的上 1/3，病历夹前部略上抬，另一手自然下垂，或一手握住病历夹中部，放于侧腰处，见图 2-48 和图 2-49。

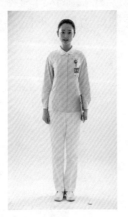
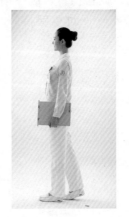

图 2-48　持病历夹（正面）　　　图 2-49　持病历夹（侧面）

（2）持病历夹书写或阅读时，一手持病历夹一侧前 1/3 处，将夹放于前臂上，手臂稍外展，持夹上臂靠近躯干，另一手可翻阅或书写，见图 2-50 和图 2-51。

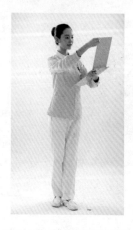
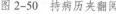
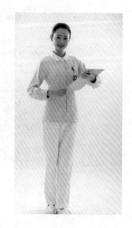

图 2-50　持病历夹翻阅　　　图 2-51　持病历夹书写

4.**搬放椅子方法**　搬放椅子时，人侧立于椅子后面，双脚前后分开，双腿屈曲，一手将椅背夹于手臂与身体之间，握稳椅背，起身前行，另一手自然扶持椅背上端，拿起或放下时要保持轻巧，控制好力度，见图 2-52 和图 2-53。

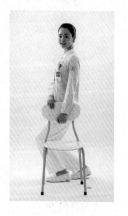
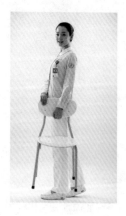

图 2-52　提起放下椅子　　　图 2-53　搬起椅子

（修　红　周　静）

第三章　护士工作礼仪

第一节　护士言谈礼仪

　　言谈是语言和谈吐的统称，是人们为了某种目的在一定的情景中以口头形式运用语言的一种活动。在护理工作中，护士要遵循相应的言谈礼仪，使用恰当的沟通技巧，建立有效护患沟通的桥梁。

一、言谈基本礼仪

（一）言谈的原则

　　1. 诚恳真切　诚恳与真切的表现，是真心待人处事的表现。诚恳的态度，需要言谈者拥有高尚的品质作为支撑；真切的语言首先表现在言谈的内容上，要讲"真话""实话"。

　　2. 待人平等　在谈话过程中，要以自然平等的态度、亲切的话语与人交谈，要理解和信任对方，建立和谐的人际关系。

　　3. 礼让对方　谈话中，以对方为中心，注意听取对方谈话，态度要诚恳、自然、大方，言语要和气亲切，表达得体。

　　4. 目的明确　言谈的首要原则。一般来说，言谈的目的包括：①传递信息或知识；②引起注意或兴趣；

③争取了解或信任;④激励或鼓励;⑤说服或劝告。因此,在谈话过程中,要注意保持谈话的方向性。

5. **举止大方**　与任何人的交谈要做到举止大方,需要勇于表达,增加锻炼机会和自我修正的意识,通过反复实践,逐步做到举止大方、端庄得体。

6. **表达顺畅**　言谈中,避免书面用语,使用口语交谈时避免过多口头语。

7. **话随语境**　话题应根据不同的场合来选择。

(二)语言的规范

1. **语音语调适中,语速节奏均匀**　在交流中,我们要做到发音准确,表达清晰。公共场合,谈话声音不宜过大。语调要自然,不造作。语速适中,保持在150～300字/分钟比较合适。

2. **用词恰当规范、用语自然**

(1)见面语多用于与新老朋友见面时,表达自己的热情,如"初次见面,请多多关照""很高兴认识您""最近如何"等。

(2)请托语是向他人提出某种请求或要求时使用的语言,如"让您费心了""拜托您""麻烦您关照一下"。

(3)致谢语是当别人帮忙时,表示感谢的话,如"感谢您的用心""感激不尽"等。

(4)安慰语:是指用宽慰、希望、鼓励,以及共情的语言减轻对方的不安或焦虑。如"您别太担心你了""先不要着急"等。

(5)问候语:是指问好、问安的语言,如"您现在怎么样""早上好"等。

(6)祝福语:如"祝您早日康复""祝您长寿"等。

(7)迎送语:如"欢迎光临""一路平安"等。

（8）致歉语：如"对不起""让您久等"等。

3. 合理使用敬语、雅语和尊称

（1）敬语：常用敬语如"您""您老""阁下"等。

（2）雅语：如"喝茶"可以说成"请用茶"，想上厕所可以说"不好意思，方便一下"。

（3）尊称：按照辈分不同，有不同的尊称，如"叔叔""阿姨""哥哥""姐姐"等；根据职业也有不同尊称，如"李老师""张医生""王师傅"等；或者是职位上的尊称，如"张主任""王院长"等。

（三）语言的表达

1. 赏识赞美 如"您今天真不错""您真棒""您的成绩有目共睹"。

2. 先抑后扬 双方谈话遇到分歧时，不要断然否定对方的观点，而是先肯定对方观点的合理部分，再引申出更合理的观点。

3. 留有余地 说话时尽量不用不留余地的词语，如"绝对不可能""肯定会"等。

4. 适当表达 表达以交际、传播为目的，言谈时注意自己的话题是否合适。交谈要见好就收，适可而止。普通场合的谈话，最好在 30 分钟以内结束，最长不能超过 1 小时。交谈中每人的每次发言，在 3～5 分钟为宜。

二、护理工作言谈礼仪

（一）护士言谈的原则

1. 目的性 护患之间沟通是以促进患者康复或者健康为目的。护士在沟通过程中，注意保持谈话的方向性，将与患者之间的沟通目的作为交谈出发点，以其为中心开展提问。

2. 尊重性　护患的言谈是以相互尊重为基础的，护士应该充分考虑患者的意见，从患者的角度出发，理解患者的决定。

3. 平等性　护士应坚持平等待人的原则，用平等的心态对待每一名患者。每一位患者都应该得到相同的照护。护理人员必须尊重自己的患者，礼貌对待，要用同情、真切的语言同他们交流。

4. 通俗性　是要求护士在谈话时尽量减少使用专业术语，同时，根据患者的文化程度、年龄、理解能力等，尽量选用与其相匹配的语言、语音、语调进行言谈。做到吐字要清晰，讲话要口语化、通俗化，语法上要简洁、精练。

5. 科学性　言谈之中，护士是以专业人员的角色出现，因此，讲话的内容应该具有专业性、科学性。

6. 情感性　护士与患者谈话时要注意心口一致，用真情实感，让患者感受到护士对患者是真心的关怀。

7. 艺术性　护士在言谈过程中，也应该注意具有一定的艺术性，面对患者不配合，或者一些突发状况时，要用委婉、幽默的语言去化解尴尬或者误会，避免冲突。

（二）护士言谈的技巧

护士应掌握护患交流的技巧，以使交流更顺利、更有效。

1. 学会幽默　护患言谈中，适当的幽默可以令双方愉悦，创造轻松和谐的就医氛围。

2. 用心倾听　护士在倾听过程中，要注意听懂患者的意思，领会患者内心的不安，使患者的情感宣泄找到出口，内心得到抒发。

（1）参与：言谈时始终全神贯注，有目光接触，适当的给予反应，如轻轻点头，轻声应和。

（2）核实：在倾听的过程中，注意核实所接收到的内容。护士在倾听的过程中核对自己的理解是否准确，在仔细聆听的基础上，观察患者的非语言行为，判断患者对护士表达自己的语意是否已经正确理解。

3. 提问　可以分为开放式提问和封闭式提问。开放式提问答案多样，适用于刚开始接触患者及患者情绪紧张的时候，如：护士可以问"您现在觉得哪里不舒服？""您昨晚睡得怎么样？"封闭式提问答案是唯一的，比如："您抽烟吗？""您有过敏史吗？"等。

4. 同理心　即换位思考，当患者受到疾病折磨或威胁时，渴求得到他人的同情和体贴，这时护士必须具有同理心。

5. 沉默是金　适当的时候沉默可以表达对患者的同情和支持，沉默可以给患者以思考的时间。当与患者有意见冲突的时候，稍作沉默，让双方有思考的时间，可以化解很多不必要的纠纷。

6. 赞美鼓励　当患者紧张、恐惧时，护士应适当给予鼓励，让患者重获信心，如："嗯，您配合的很好""小朋友，勇敢一点"等。

7. 态势语言　是通过体态、面部表情、姿势、手势来表达思想感情，传递信息的交流方法，是言谈交流的重要辅助手段。

（1）表情：表情语中，最重要的是眼神的运用。与患者交流时要有眼神的交流，目光的关切，让患者感受到被尊重，被关心。

（2）姿态：护士在临床工作中，应该有良好的姿态，护士良好的姿态会给患者及家属纯洁、大方、信任之感，对疾病的治疗及康复有促进作用。

（3）动作：护士在与患者交谈中，应运用标准手势，既反映出护士职业素养，又能表达对患者的尊重。

8. 护士工作中常用礼仪距离

（1）礼貌距离：平时与人交谈时，站立距离在 0.5 ～ 1m，以表示礼貌与自尊，常用于向患者介绍治疗、护理方案、健康教育、沟通交流、床旁交接班。

（2）亲密距离：为患者做护理处置、床边交接病情时，保持在 0.15 ～ 0.45m，以表示保护、安慰、关爱，这也是技术操作的需要。

（3）社交距离：进行护理查房、教学查房、晨会交班时，一般距离在 1.2 ～ 3m，能清楚对话即可。

（4）公共距离：常用于讲课、护士长例会、学术报告，一般距离在 3 ～ 3.5m。

（三）护士言谈的禁忌

1. 涉及隐私的话题　护士在与患者沟通过程中，应站在专业的角度对患者进行提问，凡涉及与病情无关的患者隐私，应该避免，比如患者不愿意提起已故的亲人，患者不愿意提起工作上的关系等。

2. 命令的语气　护士不应使用命令、质问的口吻，命令式语气容易与患者之间产生距离，会让患者产生抵触，患者甚至会对护士的做法反感，不配合护士工作。

3. 不文明的语言　在临床上忌讳因情绪激动或者语言习惯而使用不文明语。一些因情绪难以自控的话语说出口后覆水难收，有时候会造成护患关系紧张，对患者的自尊伤害甚大，甚至会引起患者的愤怒，导致一些医疗冲突。

4. 喋喋不休　护士也应注意避免在患者面前喋喋不

休。自认为重要的内容一遍又一遍地在患者面前讲述，无视患者的不耐烦，用一种长辈的姿态对待患者，这会让患者产生厌烦。

5. 气话或一言不发　护士因工作繁忙而产生个人情绪的时候，会对患者的问题十分厌烦，有可能发生冲突。护士也会因有情绪沉默面对患者，一言不发很容易导致患者不知所措。

（四）常见工作场景言谈礼仪

言谈礼仪体现在护理工作的方方面面，在任何场合中，都要注意自己的言谈举止。

1. 交接班　护士在上下班前后都要进行交接班，目的是将自己在班期间的患者任务进行交接。交接班时要注意言谈礼仪。

（1）集体交接班：接班者提前上班，查阅记录资料，了解病区内重点、手术患者情况，清点物品、药品。晨会集体交班者应注意，交接班应声音洪亮、口齿清楚、语速适宜、交班内容全面、重点突出，接班者应全部到齐，严肃、认真。同时，严格掌握时间。

（2）床头交接班：对患者的问候要热情，交接班护士必须介绍患者的详细情况，在介绍过程中，用陈述的语气，并且注意避免泄露患者隐私，不能让患者觉得难堪。

（3）交接班礼仪情景案例

接班者："您好，我们正在进行交接班，我是您今天的责任护士××，您今天感觉怎么样？……（询问患者感受，了解患者需求），您有什么问题可以随时找我。"

交班者："您好，××床××患者发生病情变化……（描述病情及处理经过），请继续观察。"

交班者:"目前患者入院第 × 天（或术后第 × 天），带引流管 ×× 根,需要注意观察管路通畅情况……（详细交接患者护理措施）。"

接班者:"好的,还有其他需要注意的吗？"

交班者:"请及时关注检验结果……"

接班者:"好的。"

2. 询问病史　在临床工作,询问病史是护士与患者进行交流的第一步,因此,护士的表现、提问都显得尤为重要。

（1）紧扣主题,语言通俗:护士在询问病史时首先是以一般性提问作为问诊的开始,让患者诉说自己的感受。遇到需要进一步了解的问题或患者的诉说偏离主题时,应适时地插入具体提问,以得到具体的资料。问诊过程中,不要使用医学术语,否则容易造成患者对所提的问题不理解或错误的理解。

（2）思路清晰,过渡流畅,在问诊项目的转换时,如果缺乏过渡性语言,常常使患者一时难以适应问诊内容的转变。

（3）职业操守,保护隐私,在询问病史的过程中,常常会涉及患者的隐私或一般不愿提起的事情,如果这些与疾病的关系不大,可回避。在未经患者同意的情况下不得任意扩散,随便泄露患者的隐私。泄露患者个人资料,不仅是不道德的行为,而且有可能构成违法行为。

3. 护理查房

（1）查房基本要求:护士着装整洁、仪态端庄。事前征求患者同意,保证查房配合。认真倾听,实时记录。查房者站于病床右侧；参与查房者站于病床左侧,依次为责任护士、高职称护士、低职称护士、实习护士；配合护士、旁听者站于床尾,面对查房者站立。查房车及用物放于床尾处。

（2）护理查房礼仪情景案例

查房者："您好，××床××患者，我是××（护理部主任、总护士长、护士长），今天我们要进行护理查房（说明目的）……，您能给予配合吗？（征求患者同意）"

××患者："好的！我可以配合！"

参与者："您好，××床××患者，我是您的责任护士，下面由我汇报一下您的相关情况……（患者入院评估，护理诊断/问题，护理措施等）。"

查房者："您好，××床××患者，今天的护理查房非常顺利（总结评价），谢谢您的配合。"

（魏丽丽　王静远）

第二节　护士交往礼仪

一、基本交往礼仪

（一）称谓礼仪

称谓就是指人们在日常交往中彼此之间所用的称呼语，它是人际交往的桥梁和纽带，也是交往成功的重要环节。在日常工作中选择正确、恰当的称谓，可反映一个人的文明、修养和学识，以及对对方的尊敬，使交谈双方感情融洽，心灵相通，利于交谈的顺利展开，还体现着双方关系发展所达到的文明程度和社会风尚。

1. 称谓礼仪的原则

（1）文明礼貌：使用尊称是人际交往文明礼貌的基

本原则之一，每个人都有自尊心、并希望得到他人的尊敬和认可。礼貌、得体的称谓，表达了对他人的尊重，同时表现出自身文明、守礼的社会交往素养。例如会面时使用"您"更显尊重，作用也比"你"大得多。

（2）尊崇得体：中国礼仪文化自古就有"长尊有序""敬老爱幼"的优良传统，尊崇得体一直是人们交往中应当遵守的原则。

（3）选择适当根据会面场合，双方关系等选择适当的称谓是交往礼仪的重要原则。

2. 称谓的方式

（1）通用称谓：国际上称谓不受年龄限制，通常称成年男子为先生；对已婚女子称夫人、太太或女士；对未婚女子称小姐；对婚姻状况不清楚者，泛称小姐或女士。

（2）职业称谓：为了表示对对方职业、劳动技能的尊重，通常可称其职业，或姓氏后加职业名称。例如："王医生""张护士""刘老师"等。

（3）职务称谓：对有明确职务者，以他的职务作称谓，表示对人的尊敬和爱戴。例如"夏校长""朱局长""李主任"等，这样的称谓既有区分的作用，又有表达礼貌亲切的作用。

（4）姓氏称谓：用对方的姓氏称呼对方为姓氏称谓。若对方与自己比较熟悉且是同辈时，常在其姓前加"老"称之，例如："老陈"；若对方比自己年龄小、身份低，则在其姓前加"小"称之，例如"小张"；若对方比自己大且德高望重，可在其姓后加"老"称之，例如"王老"。

（5）亲属称谓：在非亲属交往中，为表达对对方的亲近、热情、敬重，有时可用亲属的称呼称之，例如"王奶奶""张姐"等。尤其在非正式场合交往中，亲属称谓能拉近彼此的距离，使人感受到亲情。

（6）零称谓：又称敬、谦称，在交往中为体现他人的尊重，可用"您""尊""贵""贤""兄"等称谓对方。在称谓自己和家人时，常用谦称。

3. 称谓礼仪禁忌

（1）禁忌无称谓：不称谓对方，直接开始对话，例如直接对患者说"打针了"。

（2）禁忌错误称谓：中国文化博大精深，很多汉字都是多音字。在社交场合中不要念错他人的姓，这样会造成双方的尴尬。

（3）禁忌滥用地方称谓：各地都有一些具地方特色的称谓，如北京人习惯用称人为"师傅"，山东人习惯称人为"伙计"等。因此在公共场合，不要滥用地方性称谓。

（4）禁忌失礼称谓：在公共场合使用小名或乳名，用绰号、昵称或蔑称等。同样，在医院里，用患者床号、疾病或特点称呼患者是对人的一种极不尊重的表现。例如：护士喊"21床""得了阑尾炎的那个""下一个"等，均是不礼貌的称谓。

（二）介绍礼仪

介绍是人际交往中与他人进行沟通、增进了解、建立联系的一种最基本、最常规的方式。护士在工作中，应学会各种介绍方式，更好地为患者服务。

1. 介绍的礼仪要求

（1）介绍的时机：介绍要在恰当的时机进行，自我介绍最好选择在对方有兴趣、有时间，干扰少的情况下进行；介绍他人应在征询他人同意后进行；出示名片应把握在交谈开始前、交谈融洽时、握手告别时进行。

（2）介绍顺序：在介绍过程中本着"尊者优先知情权"的原则介绍双方，介绍顺序为：向年长者介绍年轻者，向身份高者介绍身份低者，向女士介绍男士，向主人介绍客人，先介绍自己人，后介绍他人。

（3）介绍手姿：介绍时的手势应采用指引手姿。介绍他人时，应掌心向上，四指并拢，拇指略分开，四肢指尖朝向被介绍方，切忌用手指指点点。介绍自己时，可将右手放在胸上，不可用手指指向自己。

（4）介绍内容：介绍的语言要简洁，介绍双方彼此认识即可。

2. 介绍的方式　常用的介绍方式主要有自我介绍、他人介绍、名片介绍、集体介绍。

3. 介绍的注意事项

（1）内容真实：介绍的内容要求实事求是，不可自吹自擂，夸大其词。

（2）注重细节：自我介绍时应先向对方点头致意，得到回应后再进行自我介绍，一般介绍时间30秒，最长不超过1分钟；他人介绍时最好先征求双方的意愿。

（3）介绍后礼仪：被介绍后，被介绍者应起身站立，可以用礼貌用语互相问候，握手致意，如双方不便握手，可以点头微笑。被介绍双方应与介绍人呈三角站位。

（三）行礼致意

1. 握手礼

（1）握手的方式：行至与握手对象相距1m处，目视对方，微笑致意或问好，上身略向前倾，伸出右手，四指并拢，拇指张开，掌心微凹与对方相握。上下稍晃动三四次，3～5秒，同时可伴有"您好，非常高兴认识您""好久不见"等语言，随后松开手来，恢复原状，见图3-1。

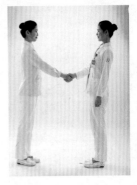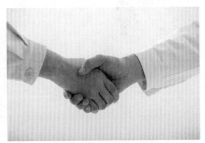

图 3-1 握手礼

（2）握手禁忌

①禁忌坐位与人握手，除非身体条件或场所有限。

②忌用左手握手，如伸出左手与人握手是十分失礼的行为，即使是左撇子，也要注意握手时伸出右手。

③禁忌戴手套与人握手，只有女士在交际场合戴着薄纱手套握手，才是被允许的。

④禁忌仅仅只握住对方的手指尖，像是迫于无奈，是公认的失礼做法。

⑤禁忌在握手时另外一只手插在衣袋里或者拿着工具。

2. 鞠躬礼　鞠躬礼是人们用来表示对对方恭敬、答谢或致歉的一种常用方法。

（1）鞠躬的方式：鞠躬施礼时应在标准站姿的基础上，目光注视受礼对象，男士双手应贴放于身体两侧裤线处，女士的双手则应下垂搭放在腹前，以腰为轴，上身挺直，随轴心运动方向前倾，目光落在自己前方1～2m 处，可以同时说"您好""谢谢大家"等，随即恢复原态，见图 3-2 和图 3-3。

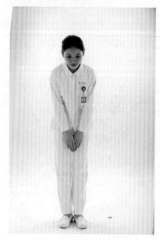
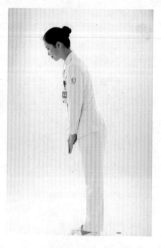

图 3-2　鞠躬（正面）　　　图 3-3　鞠躬（侧面）

（2）行鞠躬礼时注意事项

①鞠躬礼适用的场合。向他人表示感谢、领奖或讲演之后、演员谢幕、晚辈对长辈、学生对老师、下级对上级、同事之间、同学之间、举行婚礼或参加追悼活动等都可以行鞠躬礼。

②鞠躬礼的角度。一般前倾 15° 左右表示致意，前倾 30° 左右表示诚恳的谢意或歉意，可以同时说"您好""对不起"等；特殊情况下，如悔过、谢罪或追悼会等，施以 90° 的大鞠躬，下弯的幅度越大，所表示的敬重程度越大。

③鞠躬的次数可视具体情况而定，但只有追悼活动才采用三鞠躬，故在喜庆等场合不要行三鞠躬。

④受礼者一般应以同样姿势还礼，但如果受礼者是长者、领导，也可点头致意或握手答礼。

⑤行鞠躬礼时不可抬头观看受礼者，否则会十分失礼。

3.点头礼　点头致意是在公共场合用微微点头表示问候的一种方式。

（1）点头礼的方式：致意者根据环境可驻足或正常行走，面带微笑，目视被致意者眼睛，如人员较多，应扫视全体人员后，微微点头，幅度不宜过大，速度不宜过快。行礼时，在沟通站姿基础上，面向受礼者，将头部向下轻轻一点，面带微笑，可同时说"您好"，见图3-4。

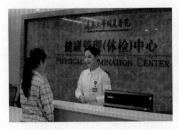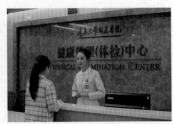

图3-4　点头礼

（2）行点头礼时注意事项

①将头部向下轻轻一点，一次为宜，不宜反复点头不止。

②点头致意的场合。在一些公共场合遇到领导、长辈，一般不宜主动握手，而应采取点头致意的方式，这样既不失礼又可以避免尴尬；交往不深的两人见面，或者遇到陌生人又不想主动接触，可以通过点头致意的方式，表示友好和礼貌；一些场合不宜握手、寒暄，可采取点头致意的方式，例如：与落座稍远的熟人等；比较随意的场合，如在会前、会间的休息室、在上下班的班车上、在办公室的走廊上，不必握手和鞠躬，轻轻点头或者欠身致意即可。

4. **挥手礼**　挥手礼的适用场合与行点头礼大致相似，适用向距离较远的熟人打招呼。行礼时右臂向前上方伸直，手掌心向着对方，其他四指并齐，拇指微张，轻轻向左右摆动一两下。不要将手上下摆动，也不要在手部摆动时用手背朝向对方，见图3-5。

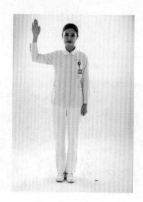

图3-5　挥手礼

5. **微笑致意**　微笑致意是应用最广泛的一种致意方式，在任何场合，只要给他人一个甜美的微笑，即可表达问候。目光注视对方，在对方目视自己的时候，微微一笑，见图3-6。

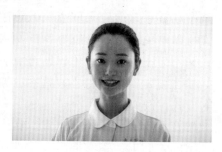

图3-6　微笑致意

（四）引导礼

引导礼仪是指引导他人行进的礼仪。工作中引导他人到达目的地应有正确的引导方法和引导姿态，在引导时要做到心到、手到、眼到、话到，做到规范引导，适时提醒。

1. **近距离提示** 客人到达后，引导者应规范地引导客人登记或者就坐。具体做法是在站姿基础上，行点头礼后，将手抬至一定高度，四指并拢，拇指微张，掌心向上略倾斜，以肘为轴，朝一定方向伸出手臂，伴语言。例如"请签字""请坐"等，见图3-7。

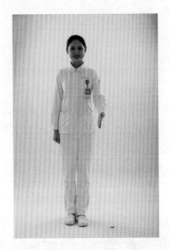

图3-7 近距离提示

2. **原地引导** 在遇到他人问路时，需进行原地方向指引。具体做法是在站姿基础上行点头礼后，将手抬至一定高度，四指并拢，拇指微张，掌心向上，以肘为轴，朝一定方向伸出手臂，眼看中指的延长线，同时说"请往这边走"，见图3-8。

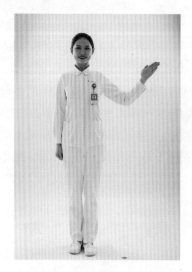

图 3-8　原地引导

3. 伴随引导　引导者应站在被引导者的左前方进行引导，并随机得体的交谈，遇到灯光暗淡、拐弯之处应及时提醒，例如"请左拐"，指引手势应明确的告诉患者正确的方向，在进行交谈时头部、上身应转向对方，见图 3-9。

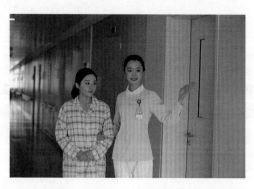

图 3-9　伴随引导

4. **楼梯引导** 引导他人上下楼梯时，引导者应在前面，被引导者在后面。引导者应配合被引导者的步伐，以保证其安全，见图 3-10。

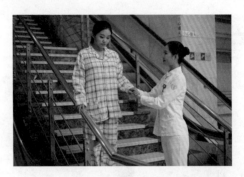

图 3-10　楼梯引导

5. **电梯引导** 乘坐升降式电梯时，为确保被引导者的安全，引导者应先到电梯门口，控制电梯开关。出入有人控制电梯的顺序是：引导者后进后出；出入无人控制电梯的顺序是：引导者先进后出。乘扶手式自动电梯时，尽量靠近右侧扶手，上电梯时，引导者居后；下电梯时，引导者在前，见图 3-11 和图 3-12。

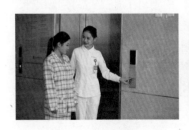
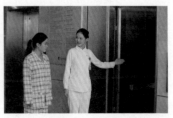

图 3-11　电梯引导 1　　　　图 3-12　电梯引导 2

6. **进门引导** 轻轻敲门，待对方允许后方可进入，引导者先行一步，先向室内人员点头致意，站在门旁，待客人进入，介绍完毕后，向后轻轻退一两步，再转身走出房间，保持较好的行姿，出门后与室内人员道别，再轻轻地把门关上，见图 3-13 和图 3-14。

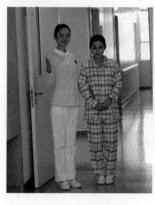
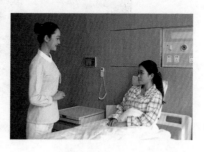

图 3-13　进门引导 1　　　　图 3-14　进门引导 2

（五）电话礼仪

电话作为现代通信工具，具有传递迅速、使用方便和效率高的优点，已成为现代人际交往中的重要方式。虽然电话联系不是面对面的交流，但一个人的"电话形象"仍可通过电话中的声音、语气、语调、内容体现出来，因此，在通话过程中通话双方应表现文明。

1. 打电话礼仪　使用电话时，发起一方称为发话人。在整个通话过程中，发话人始终居于主动、起到支配的地位。要准确无误地传递信息、联络感情、塑造良好的电话形象，必须注意下述要点。

（1）时间适宜

①通话时间的选择：公务电话尽量在工作时间内打，通话时间最好选择双方预约的时间或对方方便的时间。最好不要在晨间过早打过去，也不要在对方快要下班的

前几分钟打电话，以免给对方造成不便。当然，也不宜上午 7 点以前、晚上 10 点以后、用餐或午休时间打电话，而且最好别在节假日打扰对方。同时，拨打电话时还应先了解地区的时间，以免骚扰他人。

②通话时间的长短：一般情况下，打电话前，最好先想好要讲的内容，以便节约通话时间，以短为佳，宁短勿长，尽量遵守"三分钟原则"，即打电话时，发话人应当自觉、有意识地将每次通话的时间限定在三分钟内。

③注意对方的反应：在通话开始时，应先询问对方通话是否方便。如不方便，可另约时间；若估计通话时间较长，应先征求对方意见，并在通话结束时略表歉意。通话时电话突然中段，需由发话人立即再拨，并说明原因。

（2）内容简练：发话人内容简练不仅是礼仪上的规范，而且也是限定通话时间的必要前提。因此发话人要事先准备，简明扼要，适可而止，在通话前应做好充分准备，接通电话后应首先自报家门，做自我介绍。作为发话人，应自觉控制通话时间，事情讲完，终止通话，这是电话礼仪的惯例，也是发话人的一项义务。使用公用电话，若身后有人排队，应自觉主动地尽快终止通话。

（3）注意事项：①通话之初，应先做自我介绍，不要让对方"猜一猜"。②等待的过程中不可玩电话、出异响，以免惊吓对方。③若拨错电话，不要一言不发，直接挂断，应对接听者表示歉意以免失礼。

2. 接听电话的礼仪　在通话过程中，接听电话的一方，被称为受话人，其通话过程叫接电话，常处于被动的地位。

（1）接听及时：在电话礼仪中有一条"铃响不过三"的原则，接听电话以铃响三声以内拿起电话最为适宜。

因特殊原因铃响过久才接电话，须在通话前向发话者表示歉意，如"很抱歉，让您久等了"等。正常情况下，不应不接事先约定的电话。要尽可能亲自接听电话，不要随便让别人代劳。

（2）自报家门：在工作场合，接听电话时，应先问候，然后自报家门。对外接待应报出单位名称，若接线内电话应报出部门名称。例如："您好，这里是××医院外一科，请问您找哪位？"

（3）注意事项：①接听电话时，不要做与此无关的事情。②当电话终止时，不要忘记向发话人道一声"再见"。③当通话因故中断，要等对方再次拨入。④若在不宜接听电话的时候有人来电话，应向对方说明原因，表示歉意，并另约时间，届时由自己主动打过去；约好下次通话时间后，即应遵守，在下次通话开始时，勿忘再次致歉。⑤若为代接电话时，应由对方决定下一步的处理方式，必要时可做记录；代接电话后要尽快设法转达电话内容，转达消息的时间、地点、人物、事件等应准确，严守代接电话内容的秘密，切勿随意扩散；若发话人要找的人就在附近，应告诉对方稍等，切不可大喊大叫。⑥当他人通话时，尽快离开不要进行"旁听"。

3. 表现文明

（1）语言要文明：打电话时应使用电话文明用语，例如"您好，这里是护理部，请问护士长在吗？"请受话人找人或代转时，应说"劳驾"或"麻烦您"，不要认为这是理所应当的；结束时说"不用谢，很高兴为您服务，再见！"

（2）态度要文明：发话人对受话人不可厉声呵斥、粗暴无礼，也不要低三下四、阿谀奉承。通话中，不要对发话人表示出"电话来的不是时候"，若有另一个电话打进来，切忌置之不理，可先向通话对方说明原因，嘱其勿挂断电话，稍等片刻，然后立即接另一个电话，分清两个电话的轻重缓急，再做妥善处理。

（3）举止要文明：话筒与嘴保持 3cm 左右的距离，终止通话时应轻轻放下话筒。在打电话的过程中，双方应全神贯注地听或说，如果对方需要你做记录或是查找物品资料时，应迅速完成。

（4）声音要文明：声音要清晰、悦耳、吐字清脆，给对方留下好的印象，对方对其所在单位也会有好印象。办公室是公共场合，不宜接私人电话，特殊情况下需要接电话时，声音要小，或离开办公场所，不打扰他人办公；接办公电话时或在其他公众场合打电话时，声音也不宜大喊大叫、震耳欲聋。

（六）情景案例

1. 交往礼仪情景案例

来访者："您好，我是 ×× 医院来的进修生。"

护士："您好，×× 护士（尊称），欢迎您来 ×× 科进修。"

家属："您好，请问 ×× 患者住在 × 床或 × 号房间吗？"

护士："您好，请稍等，我查一下。""您好，×× 患者是住在 ×× 床或 ×× 号房间，请跟我来"。

来访者："您好，请问 ×× 主任在吗？"

护士："您好，很抱歉，×× 主任正在查房，请您在……（安排到合适位置）稍等一下？"

来访者："好的，谢谢！"

护士："×× 师傅（尊称），您好，这个化验需急查，麻烦您尽快送到检验科，谢谢！"

×× 师傅："好的，我马上来。"

2.电话礼仪情景案例

护士："您好，这里是 ×× 科。"

来电者："您好，这里是 ××（部门名称），麻烦找一下 ××（使用尊称,如 ×× 护士长、×× 医生或 ×× 老师等）。"

护士："好的，请稍等。"

护士："您好，×× 正在开会，请问您是哪位，有什么需要转告的吗？"

来电者："我是 ××（姓名或职务或部门名称），麻烦您转告她方便时给我回电话，谢谢！"

护士："好的，请问还有什么需要帮您的吗？"

来电者："没有了，谢谢，再见！"

护士："×× 老师（尊称），再见！"

来电者："您好，我（这里）是急诊门诊，请问您是 ×× 科吗？"

护士："您好，是的，这里是 ×× 科。"

来电者："我科抢救室 ×× 床 ×× 因患者突发意识不清1小时来院，已行颅脑 CT 检查，示大面积脑出血，目前病情危重……（病情描述）,请通知值班医生需急会诊，谢谢！"

护士："好的,（复述来电者内容……）,我马上通知医生。"

二、医院内交往礼仪

（一）与患者的交往礼仪

1.与患者交往的基本原则

（1）尊重患者:指尊重患者的人格和权利。尊重人格,即尊重患者的个性心理,尊重其作为社会成员应有的尊严,不能因疾病歧视患者,更不能因疾病否定患者的人格。对待精神病患者,同样也要做到尊重患者人格。尊重权益，即尊重患者获得及时医疗护理的权利、护理过程中的知情权、对医疗护理方案的选择权、对医疗护理行为的拒绝权利及个人隐私权等。

（2）尊重隐私：患者隐私权已得到法律的保护。护士在尊重患者隐私方面应注意以下问题。①若谈话内容涉及患者隐私，应选择安静、有保护性的房间进行。②维护患者身体隐私，在病房患者检查或治疗时，用屏风或窗帘遮挡。③不探究与护理无关的个人隐私。④保守患者的信息秘密。

（3）诚实守信：护士在与患者交往的过程中，要与患者建立起良好和谐的护患关系。做到诚实守信，言必行，行必果，认真履行护士的神圣职责，护士向患者承诺的事情，要尽可能给予兑现，认真完成，要诚信于人。对患者的承诺，必须是病情的需要，并具备实现的可能性，不能随意答允。

（4）举止文明：护患初次接触时护士的举止、仪表、风度等常常直接影响患者对医护的信赖和治疗护理的信心，所以护士的举止要彬彬有礼，落落大方；仪表端庄，表情自然；谈吐礼貌，温文尔雅。

（5）雷厉风行：护理的服务对象是人，护理工作是治病救人，抢救患者生命是一场争分夺秒的战斗，赢得了时间就是赢得了生命。因此，护理工作，尤其是抢救工作，特别需要雷厉风行的工作作风，同时应镇静果断，机智敏捷。任何怠慢迟疑、优柔寡断都会贻误抢救的时间，危及生命。

（6）共情帮助：共情是从对方的角度出发，用对方的眼光看问题，从对方的角度去感受、理解他人的感情。共情不是同情。在护患交往中护士多表达共情，可以使患者减少被疏远和陷于困境的孤独感觉，使患者感到护士能正确理解他，从而使护患之间产生共鸣，促进护患关系的良好发展。

2. 与不同患者的交往礼仪

（1）与患儿交往礼仪：患儿的特点包括活泼、好动、好玩、善于模仿，接受能力和求知欲望强，但对疾病的反应性强、耐受力差，不善于语言表达等。加之来到一个陌生的环境，他们的心理反应是恐惧、无助、好奇。①在与患儿交谈时，注重语言技巧，面带微笑、声音柔和亲切，语言生动活泼。浅显易懂，符合孩子的年龄特征。②在给患儿护理查体时动作应准确、轻柔，注重检查技巧，以免引起患儿的恐惧。③在检查、治疗、护理过程中要征得患儿家长的同意。对患儿要多赞扬，多鼓励，尊重患儿，要讲信用，不要哄骗孩子。④患儿会在护理操作前由于恐惧产生便意，出现尿床现象，此刻禁忌训斥患儿，影响其自尊心并加重其恐惧感。

（2）与年轻患者交往礼仪：年轻患者有较强的自尊心和自信心，情感丰富，兴趣广泛，面对疾病，有时会表现出烦躁不安，情绪不稳，易怒、沮丧、抑郁不配合治疗等。为了取得他们的信任，增强战胜疾病的信心，护士要做到：①尊重患者；②语言要真诚；③把握分寸。

（3）与中年患者交往礼仪：中年人虽然在思想和心理上很成熟，对事物有自己的见解，但由于各方面压力大，他们既是家庭的支柱又是单位的骨干力量，此时患病住院，他们的心理活动往往表现为自责、急躁、矛盾等。护士应理解对待，必要时对患者进行心理疏导和劝解，劝解时要站在患者的立场，言辞恳切。中年患者一旦出院，对身体的关注就会越来越少，护士要特别指出继续治疗和预防疾病的重要性，指导中年患者进行康复运动，饮食搭配，平静情绪，合理调整工作与休闲时间，预防疾病的复发。

（4）与老年患者交往礼仪：老年人生理功能衰退，心理上具有孤独、不安、悲观、爱猜疑等特点；具有较强的自尊心，希望得到周围的人尊敬、顺从，喜欢追忆往事。因此护士对老年患者的尊敬理解、友好和善、耐心帮助就显得更为重要。称呼一声"大爷、大娘"或称其职务名称，更显得亲切和尊敬。护士要善于利用老年患者的习惯和特点，调动患者的积极因素。与患者沟通时，可辅以适度的表情，如点头微笑、温柔地抚摸等，充分发挥体态语言的作用。

（二）与患者家属及探视人员交往礼仪

一般来说，患者家属的心理多是焦虑、急切、紧张，在亲人患危重疾病时还会出现恐慌，束手无策或孤助无援。探视人员多是患者的亲朋好友，探视是对患者关心、关爱的表示，他们都希望从医护人员那里尽可能详细地了解患者的患病情况、治疗过程及预后等，他们的情绪变化常会直接或间接影响到患者的情绪。所以护士应遵循尊重、礼貌、热情、诚恳的礼仪原则，适当地回答和处理问题。

（三）与同事交往礼仪

1. 与同事交往的基本原则

（1）尊重的原则：医疗工作本着"患者第一"的原则，既要明确各自的分工，又要协调一致。同事间应当相互尊重，相互支持，礼貌相待，维护同事的威信，相互尊重其人格和自尊心。

（2）自律的原则：古语云："己所不欲，勿施于人"，工作中应严于律己，自我约束，自我控制。

（3）宽容的原则：宽以待人，与人相处多容忍他人、多体谅他人，避免在无原则的小事上纠缠不清；对待同事态度要和蔼，同事遇到困难要关心和帮助；同事之间难免会出现一些矛盾，应冷静对待，主动沟通。

（4）平等的原则：与同事相处必须树立平等意识，一视同仁，不能厚此薄彼、区别对待。

（5）真诚的原则：护士在与同事交往的过程中，应以诚待人，表里如一，做到一个"诚"字，必能赢得真诚的回报。当同事取得成绩时，要真诚祝福。

2. 医护间礼仪　医生与护士是工作上的合作伙伴，既独立又相互补充、协作，共同组成了医疗护理团体。虽然职责分工不同，但服务的对象和性质是一致的。掌握工作交往的礼仪、建立融洽的医护关系尤为重要。

（1）医护间相互信任、真诚合作是建立良好医护关系的基础。医生与护士的精诚合作，是促进患者康复的重要保证。医护之间应彼此理解对方的专业特点并主动配合对方的工作。

（2）尊重医生，相互支持，当对医嘱有疑问时，不能盲目被动执行，及时与医生沟通，应做到：①注意时间、场合，保持医生在患者心目中的"权威性"；②注意语言的表达方式，以询问或商讨的方式进行沟通，如："×× 医生您好，这个医嘱我这样理解对吗？麻烦您看看。"切忌把主观看法、埋怨、责怪等情绪渗入话语中，这样既体现了对医生的尊重，又解决了执行医嘱中遇到的实际问题。

（3）一个融洽、和谐的团体，医护双方应本着真诚、宽容的态度在工作中相互学习，取长补短，谦让谅解，才能克服医护间的人际矛盾，提高医疗护理质量，使患者处于最佳的治疗护理环境之中。

（4）护士在日常护理工作中发现患者病情变化、药物反应、治疗上的问题时，应及时向医生报告，及时处理。不盲目地执行医嘱，如果发现医嘱有误，能主动地向医生提出意见和建议，协助医生修改、调整不恰当的医嘱。任何一种医疗差错都可能给患者带来痛苦和灾难，因此医护之间应该互相监督对方的医疗行为，最终减少医疗差错的发生。

3. 护际间礼仪

（1）以诚相待，与人为善：古人云："精诚所至，金石为开。"只要真心诚意对待他人，就会使人感化。护士的职业目标使之成为志同道合的同志；朝夕相处、紧密配合使之成为休戚与共的兄弟姐妹。应当以"吾心换您心"真诚相待。当同事取得成绩时，应当真诚地祝贺和感到欣慰；当同事受到挫折或不幸时，应当主动表示关心和同情；当同事遇到困难时，应当积极地给予帮助和解决。

（2）互相尊重，取长补短：年轻护士应多向老护士虚心学习、请教，遇事多征求他们的意见；资历高的护士要看到年轻护士的长处，在护理实践中带动年轻护士树立积极的工作态度，通过传、帮、带，帮助他们掌握正确的护理技巧，弥补缺乏临床实践经验的不足。从而形成相互学习、取长补短、谦虚谨慎、彼此尊重的和谐人际关系。

（3）宽以待人，善于制怒：护士应具有宽广的胸怀和气度，对于他人的缺点和短处应持包容的态度。由于护士在性格、修养、思维方式、生活方式上的不尽相同，发生摩擦和冲突是很难免的，遇事需冷静的思考，尽量减少情绪失控。

（4）关心他人，团结协作：护士在工作、生活、学习中相互支持和帮助是圆满完成护理工作的前提。积极配合、团结协作也是处理同级间人际关系的一条重要原则。现代社会中，任何一个部门或岗位的工作都需要与其他部门和个人相互配合。积极主动地配合，齐心协力地工作，充分发挥团队精神，才能获得最佳效应。

4. 护士与其他部门间礼仪　在日常护理工作中，护士经常与医院的辅助科室，如检验科、药剂科、放射科、后勤保障部门及行政部门等进行交往，这些科室是医院不可缺少的部分，也是高质量完成医疗护理的重要保障。护士在与上述部门交往时应把患者利益放在首位。维护患者利益的同时注意避免带有优越感或者支配对方的情感，尤其是对后勤保障等部门，应积极配合其工作需求。工作中应做到：相互尊重，相互支持，举止文明，宽容大度，以诚相待。

（四）医院内交往情景举例

护士："您好，有什么需要我帮您的？"

护士："您好，请注意脚下，避免跌倒。"

护士："您好，急诊科在一楼，请直走，在您左手边就能看到。"

护士："您好，很抱歉，这件事情我不太清楚，前方有导医台，请您咨询一下导医好吗？"

护士："您好，××院长、校长、老师（领导尊称），有需要我帮忙的吗？"

（单信芝　周建蕊）

第四章 护士工作情景礼仪

第一节 接待礼仪

来宾的接待，在日常工作和生活中经常出现，接待工作和每个人都有着密切的联系。每个人都有可能担当接待的角色，角色扮演的好坏，直接影响着个人形象和医院形象。因此学习和运用接待礼仪体现了护士良好的职业素质。

一、接待礼仪基本原则

接待礼仪是指接待过程中的一些具体细则，在执行这些细则时应遵守下列三项基本原则。

（一）平等原则

接待客人时应平等对待来宾。在同一场所、同一时间、同一地点，需要接待来自不同部门、不同职位、不同单位的来宾，避免因为接待对象之间的文化、种族、职位、财富不同而厚此薄彼，应一视同仁。一般的礼宾次序是：先职位高者后职位低者，先长辈后晚辈。

（二）对等原则

是指礼尚往来，双方相互接待时规格应相等。

（三）惯例原则

1. 约定俗成的习惯做法 参照惯例，既可防止接待不周，又可避免热情过度，同时也减少了浪费。

2. 主随客便　讲究入乡随俗，主随客便，从来宾的角度出发，考虑事情的安排，一切工作以来宾为中心。

二、迎客礼仪

迎来送往是社会交往活动中基本的形式和重要环节，是表达主人情谊、体现礼貌素养的重要方面。尤其是迎接，是给来宾良好第一印象的重要工作。给对方留下好的第一印象，为下一步深入接触打下基础。迎接来宾要有周密的部署，应做到以下几点。

（一）了解来宾信息

应首先充分了解来宾详细情况，根据来宾职务与身份安排相当的人员前去迎接。最后，告之来宾迎接的时间、地点和人员，提前为来宾准备好交通工具。

（二）提前恭候来宾

接待人员应提前到达接待地点迎接来宾，对初次来访、不认识的来宾使用欢迎横幅、接站牌、身份胸卡、统一服装等来迎接。

（三）热情相迎、周到细致

来宾乘坐的车辆抵达时，热情相迎。车辆停妥后，应一手拉开车门，一手遮挡车门框上沿，以免来宾头部碰撞到车顶门框。凡遇老、弱、病、残的来宾，要主动上前搀扶。如遇下雨时要主动撑伞迎接，以防来宾淋雨。

（四）亲切问候、以礼相待

接到来宾后，主动与来宾寒暄，问候"一路辛苦了""欢迎您来到我们这座美丽的城市""欢迎您来到我们医院"，等等。接待团体来宾时，应向来宾点头示意。

（五）主动服务

主动为来宾服务，介绍接待安排事项，热情地帮助来宾提行李物品。将来宾送到住宿地点后，应帮助来宾办理好一切手续。将活动的计划、日程安排、会议资料等交给来宾，离开时将下次联系的时间、地点、方式等告知来宾。

（六）规范引导，适时提醒

接待人员做引导时，面带微笑，需行礼、鞠躬。

1. **楼梯引导**　引导客人上下楼梯时，接待人员应在前面，走在楼梯中央，来宾在后面。引导人员应配合来宾的步伐，注意来宾的安全。

2. **电梯引导**　引导来宾乘坐电梯时，既要保证来宾安全，又要方便来宾。接待人员提前到达电梯门口，进入电梯，控制电梯开关，等来宾进入后关闭电梯门，到达时，接待人员按"开"电梯的按钮，让来宾先走出电梯。若是进入有人管理的电梯，则接待者应后进后出。

3. **出入房门引导**　引导者应先行一步，主动替来宾开门或关门，让来宾先行通过。

4. **会客厅引导**　来宾进入会客厅时，引导来宾就座于相应的位置。

三、待客礼仪

1. 接待方应预先向来宾方了解到达的时间和将要停留的时间，根据日程安排和来宾的实际情况安排招待时间。一般不宜以午间、晚间休息时间作为招待来宾的时间。

2. 可根据来宾的身份选择具体招待地点，接待身份高贵的来宾，选择宾馆档次高的贵宾室；接待重要来宾，可选用专用的会客室；接待一般来宾，可在接待室或办公室进行。室内应有必要的布置，比如桌椅、灯光、音响设备、饮水机等设施。环境应安静、安全和卫生，温度、湿度适宜。

3. 座次排列亦称位次排列，也就是座次的尊卑。我国礼仪惯例遵循"以右为上，居中为上，面门为上，以远为上，前排为上"。

4. 来宾到达之前，应事先准备好水果、点心、饮料等。来宾到达后，热情请坐、代存衣帽、斟茶倒水、递上糖果、主动相助。招待过程中，准确突出来宾的身份，让来宾感受到热情和尊重。

5. 与来宾交谈时，务必神情专注，认真倾听。因故必须暂时离开或接听电话时，应先向来宾表示歉意。

四、宴会礼仪

（一）宴请礼仪

宴请活动是单位、团体组织出于一定目的安排的宴饮聚会，它是公务交往中常见的一种礼仪活动。安排宴请活动，要符合有关宴请的礼仪规范，需要认真策划和准备。主要有以下几个环节：

1. **确定宴请目的** 宴请的缘由因具体事件而来，如欢迎、欢送、答谢、庆贺、招待、交流等。一般以特定时刻、特定事件为由举办。宴请目的决定宴会的规格、形式。

2. **确定规格形式** 宴请规格与宴请的性质、目的、主宾身份有关，同时考虑有关政策要求下的经费开支。要根据宴请缘由、被邀请主宾的职务身份、宴请对象的风俗习惯确定宴请规格。

3. **确定时间、地点** 宴请的时间，要考虑主宾双方合适和方便。宴请外宾和有特殊风俗习惯的宾客，还要顾及禁忌的日子和方式。地点选择要适当，要考虑宴请规格、餐饮特色、环境及服务水准等因素。邀请对象范围一经确定，随后发出正式邀请。请柬应当提前发出，不能口头或临时通知。

4. **确定宴会菜单** 定菜单要做到"突出特色，客随主便"。要根据宴请的规格及宴请地的特色，同时兼顾来宾的年龄、性别、健康、民族禁忌、饮食习惯及口味。

5. **席位安排** 按照国际惯例，桌席、席次的安排以右为尊，左为卑。坐位的末座不能安排女宾。

（二）赴宴礼仪

接到宴会请柬，能否出席尽早答复对方，以便组织者安排。遇特殊情况不能出席，应尽早通报、解释。应邀出席前，要核实活动举办的时间、地点、参加范围及着装的要求。应按时参加宴会，进入宴会厅之前，先了解自己的桌次和座位。

1. **致辞敬酒** 当主人和主宾致祝酒辞时，应暂停进餐与交谈，注意倾听。宴会相互敬酒以礼到为止，各自随意，不应劝酒。不可自斟自饮。

2. **就餐礼仪** 入座后姿势端正，脚踏在本人座位下，不跷腿，不抖动腿脚，也不可任意伸直；胳膊肘不放在桌面上，也不要向两边伸展而影响他人。用餐时，自用餐具不可伸入公用餐盘取菜舀汤，应使用公筷公匙。

五、会议礼仪

会议是一种经常性的公务活动，是针对某个问题进行讨论、研究、解决的一种社会活动形式。要取得良好的效果就必须遵守一定的会议礼仪。良好的会议风范，既是尊重自己也是尊重他人。

（一）会议前礼仪

在准备会议之前，要明确会议的目的，确定会议时间、地点，确认参加会议人员及本次会议议题，做好会议物品准备及座次安排。

（二）会议中礼仪

1. 主持人礼仪　主持人应衣着整洁，大方庄重，精神饱满；言谈应口齿清楚，思维敏捷，简明扼要；走上主席台应步伐稳健有力。站立主持时，应双腿并拢，腰背挺直。单手持稿时，右手持稿的底中部，左手五指并拢自然下垂。双手持稿时，应与胸齐高。坐姿主持时，应身体挺直，双臂前伸，两手轻按于桌沿。

2. 参会者礼仪　会议参加者应衣着整洁，仪表大方，准时入场，进出有序，依会议安排落座，开会时应认真听讲，手机静音，发言人发言结束时，应鼓掌致意，中途退场应轻手轻脚，不影响他人。

3. 发言人礼仪　会议发言有正式发言和自由发言两种，前者一般是领导报告，后者一般是讨论发言。正式发言者，应衣冠整齐，走上主席台应步态自然，刚劲有力，体现一种成竹在胸、自信自强的风度与气质。发言时应口齿清晰，讲究逻辑，简明扼要。书面发言时，要时常抬头扫视一下会场，不能低头读稿。发言完毕，应对听众的倾听表示谢意。自由发言时，应讲究顺序和秩序，不能争抢发言；发言应简短，观点应明确。

（姜文彬　于立敏）

第二节　送别礼仪

送别是在来宾离开之际，出于礼貌，陪对方一同行走一段路程，或者特意前往来宾启程之地，与之告别。送别来宾是迎接来宾活动的具体延续。热情有礼的送别可以给来宾留下美好的印象，为以后的往来奠定基础。

一、事前准备工作

1. 安排交通工具　事前征询来宾意见，了解来宾有无需要帮忙和代劳之事。对于远道而来的来宾，为尽地主之谊，应及时预订、预购返程票，安排合适的交通工具。

2. 确定时间　提前与来宾商定双方会合的时间与地点。通常应主随客便，必要时，在来宾正式动身前，接待人员提前到场，时间上预留适当的余地。

二、送别形式

1. 道别　道别应由来宾率先提出来，以免给人以厌客，逐客的感觉。在道别时，主人一般会讲，"一路顺风""旅途平安"。

2. 饯行　在来宾离别之前，专门为对方举行饯别宴会，会使对方产生备受重视之感，加深宾主之间的相互了解及友谊。

3. 话别　与来宾话别的时间，一要讲究主随客便，二要注意预先相告。最佳话别地点，是来宾的临时下榻之处或在举行的宴会上。参加话别的主要人员，应为宾主双方身份、职位大致对等的工作人员、接待人员等。

4. 送行

（1）办公室送客礼：来宾离开办公室时，办公室其他员工见来宾离开应该起立，面带微笑并道"再见！"力求做到"人人迎宾，人人送客"，来宾走远后方可轻声关门。

（2）电梯口送别礼：将来宾送到电梯口时，送行人员在电梯门关上之前，对来宾注目相送，电梯关上前，挥手示意，并热情地送别"欢迎再次光临！再见！"

（3）大门口送别礼：送行人员如果要将来宾送到大门口，应等到来宾即将离开时握手道别，同时说声"谢谢，欢迎再次光临"，目送来宾远离。

（4）汽车旁送别礼：送来宾乘车离开时，送行人员应送至车旁，在将车门关上前行鞠躬礼，并道"祝您一路顺利！"关好车门，挥手、目送车子离开。

（5）车站、码头、机场送别礼：送来宾至车站、码头、机场离开时，耐心等待来宾安检，直至宾客通过安检后返回。

（那　娜　徐晓林）

第三节 各部门护理工作礼仪

一、门诊护理工作礼仪

（一）门诊护理工作礼仪要点

1. **基本礼仪要求** 门诊护士着装符合护士礼仪要求，要文明端庄，淡妆上岗；工作服清洁平整；护士鞋干净；面部表情自然，态度热情、诚恳，微笑服务，整体效果素雅大方，给患者及家属信任感。

2. **接诊护士工作礼仪**

（1）热情接待：接诊护士与患者接触时，必须做到主动、热情，语言文明、规范、表达准确。要主动微笑接应就诊的患者及家属，同时应使用规范语言，"您好！请问有什么需要帮助的吗？"接诊过程应能够使患者从心底感受到热情和温暖（图4-1）。

（2）主动服务：门诊患者从挂号就诊、做各项辅助检查、交费取药、门诊治疗等要经过若干环节，不同场所，护士应详细说明行走路线和方位，指示患者及家属看科室标示；对病情较重或者行走不便者，要主动用轮椅或平车协助护送。

（3）主动维持就诊秩序：保持诊室环境安静、整洁，巡视候诊区，安抚就诊者情绪，对年老体弱者主动提供帮助，主动提示就诊者关注显示屏，按顺序到指定区域就诊。

（4）沟通协调，化解纠纷：对前来投诉的就诊者要耐心听其诉求，稳定其情绪，耐心做好解释工作，必要时向患者道歉，致谢患者，并及时向上级领导汇报。对于情绪激动的患者或家属，分诊护士应避免冲突，绝对不能置之不理或冷漠持之，应耐心、诚恳地听取患者意见，对患者提出的困难给予积极解决。

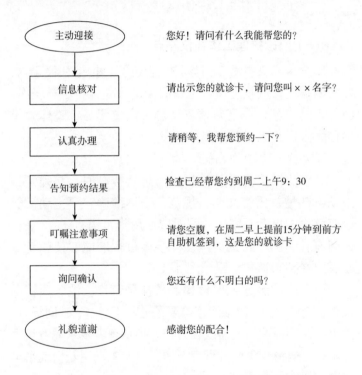

主动迎接	您好！请问有什么我能帮您的？
信息核对	请出示您的就诊卡，请问您叫××名字？
认真办理	请稍等，我帮您预约一下？
告知预约结果	检查已经帮您约到周二上午9：30
叮嘱注意事项	请您空腹，在周二早上提前15分钟到前方自助机签到，这是您的就诊卡
询问确认	您还有什么不明白的吗？
礼貌道谢	感谢您的配合！

图4-1 门诊检查预约工作礼仪流程推荐用语

注：全程标准站姿，目光注视，面带微笑，双手递送，态度真诚

（5）配合救治：对重症患者，护士应尽快协助引导，与接诊医师做好详细交接。

（二）门诊护理工作礼仪情景案例

护士："您好，有什么可以帮您？"

护士："您好，很抱歉，今天就诊人数比较多，请您到座位上等候，关注显示屏提示。"

护士："您好，×× 医生的出诊时间是……（告知具体日期），请您提前预约（介绍医院的预约方式……）。如果您着急的话，建议您今天可以先请其他医生为您诊治（介绍出诊医生……）。"

护士："您好，请先到自助机交费，然后再到药剂科取药。"

护士："您好，这里是无烟医院，请勿吸烟。"

护士："您好，请留一人陪同就诊，其他人员请到诊室外等候。"

二、急诊护理工作礼仪

急诊门诊是医院的窗口，抢救患者生命的第一线。急诊科的护士除了掌握精湛、娴熟的护理技能，还应有高尚的思想品德和良好的心理素质。

1. 急诊护理工作礼仪要点

（1）基本礼仪要求：门诊护士的着装符合护士礼仪要求，要文明端庄，淡妆上岗；工作服清洁平整；护士鞋干净；面部表情自然，态度热情、诚恳。

（2）急诊分诊护士工作礼仪：急诊患者由于病情紧急，多表现为情绪紧张、惊恐不安。分诊护士应冷静果断，以最快地速度进行病情判断，以简洁明了的语言向患者和家属了解病史，并予以必要地解释和安慰。耐心倾听患者或家属的陈述；主动帮助年老体弱或活动不方便的患者，必要时提供轮椅或平车，协助家属搬运或者搀扶患者进入诊室或抢救室。多个患者同时就诊时，按照病情危重程度依次安排就诊，耐心做好解释工作（图4-2）。

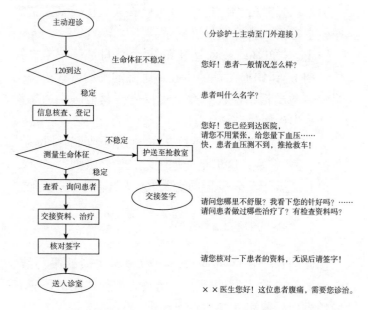

图4-2　急诊120接诊护理工作礼仪流程图推荐用语

注：全程标准站姿，目光注视，迅速准确，双手递送，态度真诚

2. 抢救护士工作礼仪

（1）急救意识：急诊护士应牢固树立急救意识；熟悉每一种急救物品放置位置，熟悉抢救设备性能和使用方法，在抢救中做到忙而不乱，迅速准确。

（2）良好的团队精神：同事间应相互理解、相互尊重，护士与医生密切配合，分工合作，齐心协力挽救患者生命。

（3）高度的法律意识：急诊科属投诉及纠纷高风险科室，护理人员应严格遵循各项操作常规，依法执业，不能随意或自作主张向患者或家属交代病情等。

（4）做好家属安抚工作：急诊患者起病急、病情重，家属往往短时间内难以接受，表现出焦虑、坐立不安。护士应充分理解家属的心情，耐心解答家属提出的各种问题，对家属的过激言行，要冷静对待，及时通报患者病情。

（5）患者转科或出院时应耐心交代注意事项，避免使用催促的语言，并请患者对护理工作提出意见及建议，及时解答或反馈。

3. 急诊护理工作礼仪情景案例

（1）急诊患者接待礼仪

①急诊患者接待时，分诊护士应迅速判断患者病情并询问"您好，您哪里不舒服？""请您先在这里就坐，我给您量血压。"迅速判断患者需就诊的科室，引导患者到诊室就诊。

②接待急、危、重症患者，护士应当迅速而镇定，将患者送至抢救室，安慰家属。

③接待留观患者，责任护士向患者介绍："您好！我是您的责任护士××，根据您的病情，您需要留急诊科观察。这是您的手腕带，您在留观期间请一直佩戴（提出要求及注意事项），所有的治疗护理我们将通过手腕带信息核对您的身份（讲明执行原因），以确保准确无误，感谢您的配合。"

（2）急诊患者出院礼仪

护士："您好，我是（责任护士）护士××，您今日出院，由我来为您讲解出院后注意事项（饮食、运动、用药、休息、复诊时间）……"

护士："您好，请您携带医卡通、社保卡、急诊病历到住院处办理相关手续（告知办理的部门及所在位置）。"

护士："您好，请再次检查您的个人物品，避免遗漏，感谢您在留观期间对我们工作的支持。"

三、手术室护理工作礼仪

手术无论大小对病人而言都是人生的遭遇，恐惧和焦虑是术前患者普遍的心理状态。这要求护士不仅要协助医生进行手术治疗，而且要自觉地以文明礼貌的言行关心、尊重患者，尽可能减轻或消除患者因手术引起的紧张、焦虑和恐惧的心理反应，确保手术的顺利进行。

（一）手术前的护理工作礼仪

1. 术前疏导礼仪　焦虑和恐惧是手术前患者普遍存在的心理反应，护士要在术前做细致的疏导工作。择期手术，手术室护士要提前到病房与患者沟通。主动介绍自己："您好，我是您手术时的配合护士。"了解患者的社会背景、生活习惯，针对性地帮助患者熟悉手术的准备和注意事项，了解患者对手术的认识和态度。掌握患者的心理状态，耐心解答患者问题。

2. 接手术患者礼仪　手术室护士到病房接患者时，要用礼貌的语言仔细核对患者个人信息、术前准备是否完成，给予患者鼓励与安慰。

（二）手术中的护理工作礼仪

1. 礼待患者，消除紧张　送患者进手术间时，主动向患者介绍手术间布局、设备。注意遮盖、保暖。患者清醒时，主动询问有无不适，多用亲切、鼓励性语言，如"您放心，我就在您身边。"

2. 举止从容，言谈谨慎　患者进入手术室后一切操作要轻、快、稳、准。护士在进行任何治疗或操作前，用通俗易懂的语言告诉患者操作的目的及配合要点，在细微处体现对患者的关爱。手术开始后医护人员应尽量减少交流，更不能议论与手术无关的话，如非全身麻醉手术时，医护人员更应做到言语谨慎，举止要得当。

（三）手术后的护理工作礼仪

1. 耐心细致，告知及时　手术结束后，等候的家属会焦急的询问术中情况，护士要耐心地解释，及时告知手术情况及效果。返回病房后，手术室护士及时与病房护士交接并告知术后有关注意事项，鼓励患者及其家属树立信心，争取早日康复。

2. 认真交接，一丝不苟　患者返回病房后，手术室护士全面详细与病房护士介绍手术情况、目前用药、注意事项等，做到交接及时、认真、细致，利于病房护士对手术患者的掌握。

四、病区护理工作礼仪

1. 病区护理工作礼仪要点

（1）使用礼貌、尊敬、合适的称呼，如"先生""女士""阿姨""叔叔""小朋友"等。

（2）入院时热情接待患者并引导至床旁。

（3）耐心介绍病区环境及探视陪伴制度。

（4）对年老体弱或活动不方便的患者提供必要的搀扶，主动提供轮椅或平车。

（5）出院时避免使用催促的语言，并请患者对护理工作提出意见及建议，及时解答和反馈。

（6）送患者到病区门口，微笑道别并使用"请慢走""多保重"等道别语。

2.病区护理工作礼仪情景案例

（1）患者入院礼仪："×× 您好，我是您的责任护士 ××，现在由我负责给您办理相关手续，请您出示身份证和社保卡，这是您的手腕带（双人核对后给予佩戴手腕带），因您住院期间所有的治疗检查等信息均需通过手腕带进行身份核查（讲明执行原因），以确保准确无误，住院期间请您戴好（提出要求及注意事项），感谢您的配合……（引导患者至病床）"（图 4-3）。

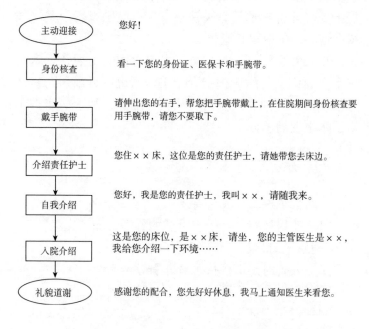

图 4-3　患者入院礼仪流程图推荐用语

注：全程标准站姿，目光注视，恰当微笑，双手递送，标准指引，态度真诚

（2）患者出院礼仪："×× 您好，我是您的责任护士 ××，由我来为您讲解出院后的注意事项（饮食、运

动、用药、休息、复诊时间……），这是您的出院须知及康复计划……，我们还有科室微信号及电话等联系方式，如有疑问，您可以随时和我们联系。"

"×× 您好，我是您的责任护士 ××，您的出院结算已经办理完毕，请您核对一下住院费用，如果没有疑问，您可以带好有效证件、银行卡、住院押金单及出院记录单等，到住院处办理手续。"

"×× 您好，我是您的责任护士 ××（或 ×× 护士长），您今天就要出院了，您住院期间感觉如何（询问感受）？……（请患者或家属提出宝贵意见和建议，积极改进），……感谢您的支持与配合。"见图 4-4。

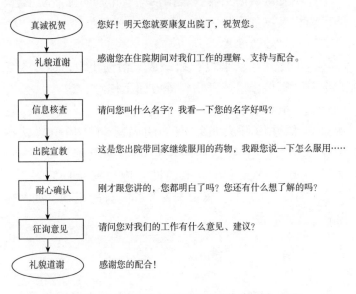

图 4-4　患者出院礼仪流程图推荐用语

注：全程标准站姿，目光注视，恰当微笑，双手递送，态度真诚

（姜文彬　张　艳）

第五章　重大活动礼仪

重大活动礼仪与日常工作的职业礼仪有所不同，护理人员因具备扎实的专业知识和规范的礼仪行为，不仅参与其中，且在各种礼仪活动中发挥越来越大的作用。

一、重大活动前准备

1. 确定活动的主题　根据活动安排，明确活动主题、活动流程及参加人员。

2. 制定活动方案

（1）成立活动小组：组织成立活动小组，设专人负责会务、宣传、接待、物料等方面工作。

（2）拟订活动计划：根据活动规模安排服务人员、服装准备并做好人员培训。明确活动会场位置，提前布局会场，配备活动所需用品，如纸笔、文件夹、座签、桌签等。做好设备调试、应急安全保障等。

（3）部门协作：做好与相关部门沟通工作，如宣传部门。

二、重大活动期间

1. 组织签到　在活动场地大厅内设有专门签到处，并由专人负责。按照签到、注册、缴费、办理入住、资料发放流程进行，做到有序。

2. 迎客礼仪

（1）事先了解信息：首先了解来宾到达与离开的车次、航班、地点、日期等信息，确认后安排与来宾身份、职务相当的人员进行一对一迎送。若因某种原因，相应身份的人员不能前往迎送，前去迎送的人员应向来宾做出礼貌的解释。告之来宾迎送的时间、地点和人员，提前到达地点，备好车辆。

（2）提前恭候来宾：接待人员到车站、机场等地迎接来宾时，要使用欢迎横幅、接站牌、身份胸卡、统一服装等迎接。应提前到达接待地点，恭候来宾的到来。

（3）热情相迎，亲切问候：来宾乘坐的车辆抵达时，要热情相迎。车辆停妥后，应一手拉开车门，一手遮挡车门框上沿，以免来宾头部碰撞到车顶门框。凡遇老、弱、病、残的来宾，要主动上前搀扶。接到来宾后，主动与来宾寒暄，示意问候"一路辛苦了""欢迎您来到我们医院"等。接待团体来宾时，应向来宾点头示意。如遇来宾先致意，应及时还礼，然后向对方做自我介绍，如果有名片，可呈给对方。

（4）主动服务，周到细致：主动为来宾服务，帮助来宾提行李物品，轻拿轻放。凡来宾自己执意要提的物品，应尊重来宾的意愿。如遇下雨时要主动撑伞迎接。

（5）详细告知：一对一服务时，将来宾送到指定地点后，帮助其办理好手续，并领进房间，同时将活动的计划、日程安排、会议资料等交给来宾，并把准备好的介绍材料送给来宾，接待人员不宜久留，让来宾早些休息。离开时将下次联系的时间、地点、方式等告知来宾。

具体内容见图 5-1。

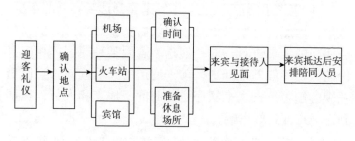

图 5-1　迎客礼仪流程

三、重大活动现场

1. 提前入场　再次确认现场设施是否到位。服务人员是否就绪到位。文件、设备、物料（托盘、剪刀、笔）是否到位。

2. 规范引导

（1）引导手势：指引手势应明确地告诉来宾正确的方位。走到转弯处，需用手势提示来宾,并伴随提示语"请在这边右转"。

（2）引导方式

①走廊引导：礼仪人员在来宾二三步之前，礼让来宾走在内侧。

②楼梯引导：引导来宾上楼时，来宾在前，礼仪人员在后，下楼时，礼仪人员在前面，来宾在后。

③电梯引导：引导来宾乘坐电梯时，礼仪人员先进入电梯，等来宾进入后关闭电梯门。到达时，礼仪人员按"开"的按钮，让来宾先走出电梯。

④客厅引导：来宾进入客厅，礼仪人员近距离提示，

请来宾就坐。就坐后，点头示意后离开。

⑤出入房门引导：礼仪人员进门前，由弱到强地轻轻叩门。陪同、引导来宾时，需快步上前为其开门，请来宾先进先出。陪同引导时在行进中可与来宾交谈。并排行走时，礼仪人员应居于左侧。需要指引时，礼仪人员于来宾左前方约1m的距离引领。

⑥上下台引导：使用规范手势给予指引，并配以"您好，请这边走""请注意台阶"等礼貌用语。对于年龄较大或行动不便者，给予适当搀扶。

具体内容见图5-2。

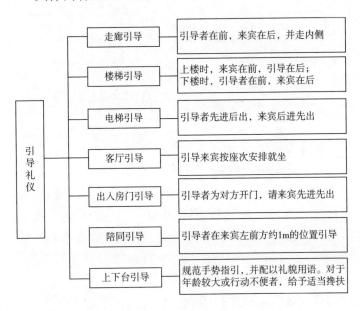

图5-2 引导礼仪

3. 颁奖礼仪

（1）引导领奖人至颁奖台：礼仪引导人员根据领奖的

人数及颁奖台面积，将领奖人引导至颁奖台指定的位置。

（2）引导授奖人至颁奖台：礼仪引导人员将授奖人引导至颁奖台指定位置。

（3）礼仪人员注意事项：奖品需用托盘托住上台；礼仪人员双手递承，颁奖人接过奖杯、奖状或证书；奖品递送完毕，礼仪人员快速、有序退至幕后。

（4）引导退场：待颁奖人、领奖人拍照留念后，礼仪人员分别把颁奖人和领奖人引导回位。

具体内容见图5-3。

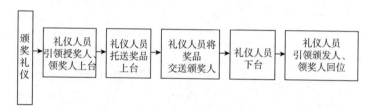

图 5-3　颁奖礼仪

4. 持奖礼仪

（1）持证书或奖牌：礼仪人员左手托住证书或奖牌左下方，右手轻扶证书右上方，证书正面面向观众，距离身体约两拳，头部45°转向观众，行进过程面带微笑，行至颁奖嘉宾前，双手将证书或奖牌递予颁奖嘉宾。

（2）奖杯：左手平摊托住奖杯底部，右手轻轻握住奖杯的杯身，奖杯距离身体约两拳的距离。

（3）锦旗：双手持锦旗旗杆两侧，手肘夹角为90°，持锦旗不可过低，以免锦旗拖地。

（4）托盘：当证书较小或需持物品过多的时候，需用托盘。证书、奖杯、奖牌摆放整齐有序，双手托住托盘底部，手肘夹角为90°，拇指握住托盘两侧，放于体前一拳的距离。

（5）绶带：男士绶带佩挂于左肩，右边放于低位，女士绶带，佩挂于右肩。国内多统一佩挂在左肩。

具体内容见图5-4。

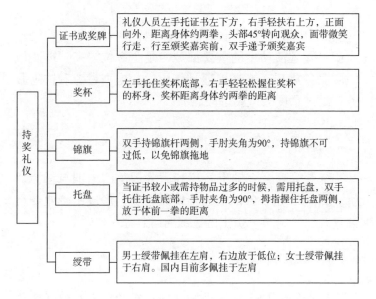

图5-4　持奖礼仪

四、重大活动结束

活动结束后进行合影留念。回收服装、用物等，清点数目、清洗备用。做好后续工作，如形成文字、处理余下事件、协助返程、总结工作等。

（柳国芳　安姝靖）

第六章　护士礼仪培训与考核管理制度

护士职业礼仪的管理，是护理管理者参与医院经营和质量管理活动中的重要部分，是全方位提高护理队伍优质服务意识、提高护理工作质量、提高患者对护士服务态度满意度的重要手段。

一、管理模式

统筹管理全院护士礼仪和服务规范的培训与考核评价。科室推荐一名护士为礼仪联络员，形成由专业委员会—礼仪联络员—护士的三级管理体系。

二、培训制度

1. 新入职护士须接受护理部组织的护士礼仪规范化的岗前培训。
2. 专业委员会每季度对全院礼仪联络员进行系统的护士礼仪培训。
3. 礼仪联络员按照专业委员会的计划，每季度通过理论培训及情景模拟演练等形式进行护士礼仪培训。

三、考核制度

1. 新入职护士完成护士礼仪岗前培训后，需参加培训考核，合格后方可上岗。

2. 护士职业礼仪与执业规范专业委员会每季度进行专项督导考核，见表6-1。

3. 每季度在周会范围对督查进行通报，并对存在问题进行分析，提出整改措施。

4. 每年评选护士礼仪标杆科室，作为全院的模范病房、示教病区。

表6-1 护士礼仪规范评价标准

项目：护士礼仪执行达标率 护理单元： 督查时间： 年 月 日 检查人：

项目	序号	内容	督查总人数/次数	完全达标	部分达标	不达标	不适用	完全达标率	部分达标率	不达标率	备注
服务意识	1	主动站立									
	2	目光注视，面带微笑									
	3	迎前询问									
仪容仪表	1	头面修饰：淡妆上岗，发饰规范									
	2	面部表情：规范使用目光和表情									
	3	护士帽：整洁，佩戴规范									
	4	护士服：整洁、规范									
	5	口罩：位置正确、松紧适宜									

项目	序号	内容	督查总人数／次数	完全达标	部分达标	不达标	不适用	完全达标率	部分达标率	不达标率	备注
仪容仪表	6	鞋袜：整洁、无破损，鞋白色，袜白色或肉色									
	7	胸牌：佩戴于左胸前，无遮挡									
言谈礼仪	1	言语恰当：使用礼貌用语、尊称，语言通俗易懂									
	2	恰当使用态势语言：通过体态、面部表情、姿势、手势来表达思想感情									
	3	善于倾听：交谈时注意倾听，不随意打断他人谈话									
	4	把握交谈节奏和时间									
	5	掌握常用礼仪距离									

续表

项目	序号	内容	督查总人数/次数	完全达标	部分达标	不达标	不适用	完全达标率	部分达标率	不达标率	备注
行为礼仪	1	站姿：舒适、规范									
	2	行姿：步速均匀、步伐稳健									
	3	坐姿：规范、典雅									
	4	蹲姿：规范、典雅									
	5	推治疗车：位置正确、方法规范									
	6	端治疗盘：位置正确、方法规范									
	7	持病历夹：位置正确、方法规范									
	8	搬放椅子：位置正确、方法规范									
合计											

督查意见：

注：①每个条目至少抽查5人次/次数，并在"督查总人数/次数"栏中填写数目；如不满5人次/次数，填写实际督查数目。②实际督查结果在"完全达标""部分达标""不达标"栏中填写数目，并计算"完全达标率""部分达标率""不达标率"；如无此条目内容，在"不适用"栏中打"✓"

（祝　凯　杨海朋）

主要参考文献

[1] 赵佳莹. 浅谈护理礼仪在门诊护理工作中的应用 [J].
    临床医药文献杂志，2017，4（51）.

[2] 杨丽霞. 门诊导医护士的礼仪培养 [J]. 临床合理用
    药，2011，4（4B）：151.

[3] 秦东华. 护理礼仪与人际沟通 [M]. 北京：人民
    卫生出版社，2014.

[4] 韩文萍，罗劲梅. 护理礼仪（临床案例版）[M]. 武汉：
    华中科技大学出版社，2015.

[5] 耿洁，吴彬. 护理礼仪. 第3版 [M]. 北京：人民
    卫生出版社，2015.

[6] 耿洁. 护理礼仪. 第2版[M]. 北京：人民卫生出版社，
    2008.

[7] 李霞，荆秀芳. 社交礼仪[M]. 北京：北京大学出版社，
    2014.

[8] 谭一平，叶坤妮. 职场工作礼仪 [M]. 北京：清华
    大学出版社，2011.